Dr AUDUBERT

MÉDECIN–CONSULTANT A LUCHON
MEMBRE DE LA SOCIÉTÉ FRANÇAISE
DE LARYNGOLOGIE
MEMBRE DE LA SOCIÉTÉ DE MÉDECINE
ET DE CHIRURGIE DE BORDEAUX

LUCHON

(Pyrénées)

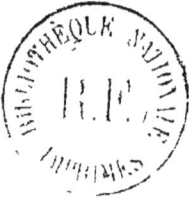

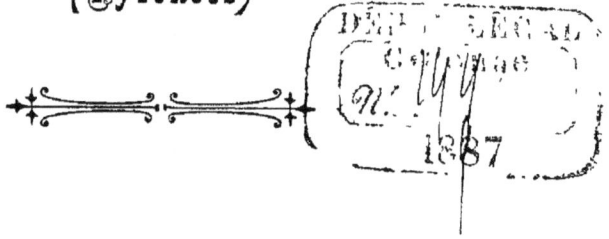

Ses Sources

Ses Thermes

Ses Application

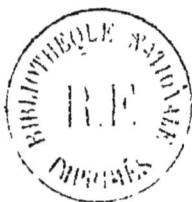

LUCHON

Dr AUDUBERT

MÉDECIN-CONSULTANT A LUCHON
MEMBRE DE LA SOCIÉTÉ FRANÇAISE
DE LARYNGOLOGIE
MEMBRE DE LA SOCIÉTÉ DE MÉDECINE
ET DE CHIRURGIE DE BORDEAUX

LUCHON

(Pyrénées)

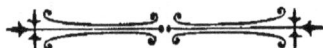

Ses Sources

Ses Thermes

Ses Applications

1897

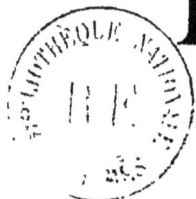

LUCHON

—⚹—

Historique.

L'emploi des eaux de Luchon remonte à la plus
haute antiquité. Elles étaient connues et suivies au
temps de la domination des Celtes et des Ibères, ainsi
que l'attestent divers autels votifs découverts pour la
première fois en 1736. A l'époque de la domination
romaine, les eaux d'Ilixo (Luchon) eurent une grande
célébrité. Une route fut construite de Saint-Bertrand-
de-Comminges à Luchon. Des vestiges d'autels votifs
attestent l'existence à cette époque d'un établissement
somptueux. Durant l'invasion des Barbares les thermes
furent abandonnés; ils furent tirés de l'oubli en 1762
grâce à la sollicitude du surintendant de Gascogne
et Béarn, Mégret d'Étigny, qui y attira le duc de
Richelieu.

Il n'y avait à cette époque qu'une piscine commune

qui fut transformée en 9 auges; la Grotte les alimen-
tait. De nouvelles fouilles firent sourdre la Reine et
des sources Blanchâtres; à la mort de d'Étigny, Luchon
possédait 12 sources (Grotte, Romains, Rocher depuis
Ferras, Reine, Blanche, etc.). En 1785, l'intendant de
Lachapelle fit commencer la construction d'un vaste
établissement. En 1835, sous l'administration Azémar,
des travaux furent entrepris qui amenèrent la
découverte de 3 nouvelles sources, mais qui en même
temps occasionnèrent une telle perturbation dans le
débit des sources que la Ville fit appeler pour remédier
à ce fâcheux état de choses et continuer les recher-
ches, l'ingénieur François de Neufchâteau. Ses travaux remarquables eurent pour résultat l'amélioration
des sources anciennes, la recherche et l'aménagement
des sources nouvelles, telles que nous les possédons
aujourd'hui, et qui sont au nombre de 48.

Captage.

Jules François continua les galeries, en fit de nouvelles, qu'il orienta de l'est à l'ouest, puis du nord au
sud, afin d'isoler les naissants de chaque source. Il
suivit souvent le contact des schistes et du granit et,

à travers ces failles, il eut le bonheur de découvrir de nouveaux griffons.

Il fit deux piliers de captage, recouvrit de béton sur une profondeur de un mètre au-dessous du plan des travaux tous les autres points du sol qui montraient des infiltrations, de façon à séparer les eaux froides. Comme ces dispositions étaient insuffisantes, il eut ensuite recours à la pression hydrostatique pour remédier à cette situation. Il réunit toutes les eaux froides dans un caniveau et releva le niveau d'écoulement de cette source au moyen d'une vannette à seuil. Il en résulta sur tout l'espace noyé par l'eau froide une charge qui pressa sur tous les petits conduits par lesquels s'échappaient les filets d'eau thermale, et cette pression refoula ces filets et les obligea à se joindre aux sources d'où ils provenaient.

Nos sources se divisent en deux catégories : 1o sources inférieures, 2o sources supérieures.

Les premières arrivent de plain-pied à l'établissement et ne peuvent servir qu'aux bains et buvettes ; les principales sont : Richard inférieure, Grotte inférieure, Romains, Ferras inférieure.

Les secondes, dont nous venons de décrire le mode de captage, sont : Bayen, Reine, Grotte supérieure, Richard nouvelle, Blanche, Bordeu, Bosquet, Pré, Sengez.

Voici les principales sources avec leur degré de sulfuration et de thermalité:

SOURCES	TEMPÉRATURE	SULFURATION
Richard nouvelle......	50°	0,0314
Reine..............	53°	0,0567
Grotte..............	58°	0,0589
Ferras ancienne.......	38°	0,03
Ferras nouvelle........	40°	0,0211
Enceinte............	49°	0,0675
Blanche.............	47°	0,0169
Etigny..............	48°	0,055
Bosquet.............	43°	0,0521
Bordeu.............	49°	0,04
Pré n° 1.............	62°	0,073
Pré n° 2.............	42°	0,069
Pré n° 3.............	35°	0,0491
Romaine............	49°	0,0588

Le débit total de ces sources est d'environ 550,000 litres.

Transportées au moyen de conduits en bois du griffon aux bassins, hermétiquement fermées, elles se trouvent ainsi à l'abri du contact de l'air, ce qui évite une déperdition fâcheuse de la température et du principe sulfuré.

Barégine.

On trouve au griffon de quelques-unes de nos sources une substance amorphe gélatineuse, douce au

toucher, quelquefois blanchâtre et translucide ou noi-
râtre et opaque. On lui a donné les noms de *glairine,*
barégine, pyrénéine, sulfuraire, etc.

Établissement Thermal.

La façade de ce vaste établissement a 97 mètres de
long et présente dans toute son étendue une galerie
dont la toiture est supportée par 28 colonnes mono-
lithes, en marbre blanc de Saint-Béat. Au centre, un
immense portique en marbre blanc. Une galerie cen-
trale, dite Galerie des Pas-Perdus, divise l'établissement en deux parties, celle du sud et celle du nord.
Au fond, un escalier conduisant aux buvettes, salles de
pulvérisation et salles de humage. Deux galeries lon-
gitudinales conduisent : la première aux salles de
bains, la seconde aux douches.

Les bains et piscines sont alimentés par les sources
Reine, Blanche, Grotte, Richard ancienne, Richard
nouvelle, Bordeu, Bosquet, Ferras, Étigny. Les piscines sont au nombre de trois. Dans chaque baignoire,
on peut prendre des douches locales à faible pression.

Les *grandes douches* sont données dans des salles
spéciales adossées à la montagne, en communication

directe avec les réservoirs dans lesquels se rend une partie des sources Bordeu, Reine, Grotte, Richard et Azémar; la température moyenne est de 48° à 50°. Les eaux, réunies par un mélangeur à la source saline froide, peuvent être administrées à des températures diverses. Les appareils permettent de les donner en pluie, en lance, en arrosoir simple, jumelle, écossaise.

Les salles de *pulvérisation* sont alimentées par la source Reine, qui est envoyée au moyen d'une pompe avec une pression de 3 à 4 atmosphères. Ces douches sont pulvérisées à leur sortie par deux appareils (le tamis ou la palette).

Buvettes

Les buvettes sont alimentées par les sources Reine, Grotte, Blanche, Enceinte, Ferras ancienne, Ferras nouvelle, situées à côté des réservoirs, par la source des Romains, dans l'Établissement et les sources Pré n° 1, n° 2, n° 3, à la buvette du Pré.

Étuves

Les étuves sont alimentées par les vapeurs provenant des sources *Bayen* et *Reine,* la température est de 38 à 42° centigrades.

Humage.

Une des caractéristiques de Luchon, c'est le dégagement spontané de l'hydrogène sulfuré, utilisé au humage. Après avoir décrit les divers modes d'inhalation dans les stations où ce mode de traitement est employé, le professeur Frébault, auteur des appareils de humage employés à Luchon, ajoute que « la nature et la composition chimique de nos eaux les rendent propres à ce genre de médication et qu'il devient inutile d'avoir recours aux procédés artificiels, l'élément actif s'échappant facilement. L'altération que subissent les eaux au contact de l'air a pour résultat d'en dégager de l'acide sulfhydrique en quantité notable. » Pour certaines eaux sulfurées, dit-il, comme celles de Bonnes, Cauterets, Barèges, Labasserre, l'altération au contact de l'air est d'une tout autre nature, le soufre qu'elles renferment est en partie brûlé dans le liquide lui-même et elles n'émettent que peu de gaz sulfhydrique.

Nos salles de humage ont été installées au voisinage des sources qui émettent le plus d'hydrogène sulfuré; ce sont les sources Bordeu 49°, Richard supérieure 50°, Reine 50°, Grotte 58°, conduites dans divers bassins. Chaque bassin a un tuyau d'amenée et un tuyau de sortie distincts, de façon à rendre impossible tout mélange entre les vapeurs émises et les vapeurs respirées. A ce bassin, divisé en quatre parties, est adaptée une cheminée de marbre servant de conduit aux vapeurs et les amenant jusqu'à la bouche du malade.

Par une ingénieuse installation du professeur Frébault, on peut graduer (4 degrés) à volonté la quantité de vapeurs sulfhydriques que l'on désire donner à son malade, au moyen d'obturateurs inférieurs et supérieurs, les premiers placés à la surface d'évaporation des bassins, les supérieurs à l'extrémité de la cheminée collectant les vapeurs émises. La graduation est indiquée par un cadran sur lequel tourne une aiguille qui indique par des numéros la quantité de vapeur sulfureuse émise. Les appareils étant isolés et indépendants, le malade peut faire sa cure, sans crainte de contagion, comme cela se présente dans les salles où les malades inhalent en commun. « Dès les premières minutes, dit Ferras, une sensation de douce chaleur pénètre la poitrine, l'inspiration devient plus ample, plus facile; on éprouve un certain bien-être pendant la durée de ce traitement qui varie en moyenne de dix à vingt minutes. »

Les humages se font dans deux vastes salles, aérées, donnant sur une grande salle d'attente.

Propriétés chimiques.

Les eaux de Luchon font partie du groupe des eaux sulfurées sodiques. Les sources ont été l'objet d'études et d'analyses de la part de Bayen, Fontan, Filhol, Garrigou et Willem, et la nature du principe sulfureux qui les caractérise a été très discutée. Pour Filhol, dont l'opinion a été acceptée, après Würtz et Lefort, par l'Académie, le principe actif serait un monosulfure de sodium. Pour Fontan et Garrigou, ce serait un sulfhydrate de sulfure de sodium, avec dégagement abondant d'acide sulfhydrique libre. Il est assez difficile de se prononcer sur la nature de ce principe, vu les qualités si complexes et si mobiles d'une eau sulfureuse dont les analyses diffèrent selon qu'elles sont faites au niveau des griffons ou sur le parcours de la source, dans ses diverses canalisations. Ce principe actif peut varier dans les sources de Luchon depuis 0,0030 (Ferras ancien) jusqu'à 0,0786 (Bayen). Les eaux renferment en outre des sulfures et sulfates, des sulfites et hyposulfites, des chlorures, de l'acide salicylique, des silicates solubles et insolubles, des carbonates, des phosphates, des sels de chaux, de magnésie, etc... La présence des silicates et des carbonates donne à nos eaux une réaction alcaline.

La plupart de ces éléments sont dus à la transformation du soufre au contact de l'air. Il se dégage sous forme d'HS (Bayen, Reine, Bordeu, Pré, Grotte, Richard supérieur).

Il se concentre dans le sulfure lui-même à l'état de polysulfure.

Il s'isole à l'état de soufre.

Et il se combine avec l'O à l'état d'acide hyposulfureux, sulfureux, et forme des hyposulfites.

Ces diverses altérations se manifestent inégalement dans nos eaux par une modification de leur teinte. Limpides au griffon, elles acquièrent dans leur parcours une couleur plus ou moins variable. Certaines blanchissent par précipitation du soufre. Le soufre provient de la transformation de l'HS. au contact de l'O de l'air, lequel forme de l'eau et laisse précipiter le soufre; d'autres verdissent, mais ne laissent aucun dépôt.

Dans certaines sources, ce soufre se combine avec l'oxygène pour former des hyposulfites, sulfites et sulfates, dernier terme de la dégénérescence. Ainsi s'explique la division en : 1° fixes; 2° blanchissantes; 3° dégénérées.

En résumé, les qualités essentielles des eaux de Luchon sont :

1º *Dégagement* abondant et facile d'HS et importance du humage. Ce dégagement est si abondant au niveau des bouches, des appareils de humage, que les métaux perdent rapidement leur couleur et s'altèrent.

2º *Blanchiment* de certaines sources, qui donne à celles-ci, au point de vue thérapeutique, la propriété d'agir comme eaux sédatives, et justifie leur succès chez des malades excités et névropathes.

Propriétés physiologiques.

L'action des eaux varie suivant le mode d'administration, la quantité et la qualité des sources, qui elles-mêmes agissent d'après leur degré de sulfuration et leur thermalité. On doit les prendre à jeun ou lorsque la digestion est terminée; si elles sont prises pendant le repas ou peu de temps après, elles provoquent de l'inappétence et des nausées. Prises en quantité raisonnable, elles donnent un peu de constipation; mais si on augmente la dose outre mesure, elles deviennent purgatives.

Sur le sang. — Elles augmentent la fréquence des battements de cœur; à doses massives, elles déterminent des battements trop forts, des bourdonnements, des tintements d'oreille et de l'anxiété précordiale. Elles augmentent la richesse du sang en facilitant la formation de globules rouges.

L'action des sulfures est très manifeste sur le système nerveux, où elles produisent une excitation, un éréthisme semblable à celui que produit le café. De là leur efficacité dans les cas de fatigue et de surmenage, et chez les sujets débilités. Il est nécessaire, en ce cas, de n'employer que de faibles doses et de ne se servir que de sources légèrement sulfurées. L'emploi des sources fortes et excitantes est contre-indiqué en pareil cas.

Par la suractivité qu'elles impriment à la circulation capillaire, elles ont une action très manifeste sur les muqueuses et la peau, dont elles augmentent la sensibilité; elles entraînent parfois de la congestion et même une légère inflammation.

Action curative générale.

Action reconstituante. — Le soufre, en pénétrant dans le torrent circulatoire, y réveille la vie en s'em-

parant de l'oxygène du sang, force ce liquide à en
absorber de plus grandes quantités pendant l'acte
respiratoire, active ces deux fonctions, et conséquem-
ment accroît l'assimilation, stimule les diverses fonctions de l'organisme : il agit à titre de médicament
reconstituant. Aussi est-il indiqué dans les divers états
morbides où il existe une atonie de tous les systèmes,
une anémie prononcée ; il *remonte* les forces d'un
organisme alangui et débilité ; aussi nos eaux, dont la
teneur en sulfure de sodium est importante, convien-
nent-elles dans de multiples affections chroniques et
torpides dont l'ancienneté a déprimé le sujet. « Elles
excitent, dit Durand-Fardel, tous les systèmes de
l'économie ; grâce à elles, l'appétit renaît, les sécrétions augmentent, le pouls devient plus fréquent, et le
système nerveux est excité. »

Action altérante. — On a pu dire qu'elles étaient
altérantes par le rôle spécial que le principe actif
de nos eaux joue dans le phénomène des échanges
organiques qui constitue la nutrition interstitielle.
L'augmentation de la sécrétion urinaire, l'abondance
des sueurs et des sécrétions muqueuses, les poussées
à la peau, en un mot l'épuration de tout l'organisme,
sont une preuve de l'action modificatrice des sulfureux

dans les divers états diathésiques auxquels nous appliquons le traitement.

Grâce à leur alcalinité, elles fluidifient la fibrine du sang, sans en altérer les globules : Elles agissent comme moyen résolutif, fondant, évacuant.

Elles sont donc excitantes et altérantes. C'est sans doute, dit Durand-Fardel, « en raison de ces deux qualités, qu'elles se trouvent indiquées chez les lymphatiques et les scrofuleux, auxquels elles offrent une médication appropriée. »

Affections des voies respiratoires.

La plupart des affections chroniques dues à l'atonie des muqueuses des voies respiratoires sont influencées par les deux grandes diathèses, l'arthritisme et le lymphatisme. Par leurs propriétés essentielles, la stimulation et l'altération, les eaux sulfureuses sont applicables dans les catarrhes, lorsqu'ils se relient à ces deux diathèses. En outre, elles sont, comme nous l'avons vu, résolutives, fondantes et substitutives. Appliquées aux voies respiratoires, elles favorisent les sécrétions, elles substituent en un mot une forme aiguë, momentanée, à la forme chronique : Les mucosités sécrétées sont moins épaisses, plus aqueuses ; la

muqueuse légèrement congestionnée, revient peu à peu
à son état normal en passant par toutes les phases
d'une régression lente, pourvu que le traitement ait
été administré sagement et qu'on ait cherché à éviter
ces poussées congestives qui constituent parfois un
échec de la médication sulfureuse.

Si on examine, soit dans le nez, soit dans la gorge,
soit dans le larynx, la muqueuse soumise aux vapeurs
sulfureuses, on voit que pendant le premier septenaire
la muqueuse conserve son hyperémie, mais que plus
tard cette rougeur disparaît insensiblement; les symptômes fonctionnels s'amendent, ainsi la toux et l'expec-
toration finissent par disparaître.

Nous avons pu modifier avantageusement des coryzas
hypertrophiques et secs, des catarrhes naso-pharyn-
giens; nous avons vu diminuer sensiblement des végé-
tations adénoïdes, des hypertrophies amygdaliennes,
des pharyngites et laryngites catarrhales. Les bron-
chites chroniques, l'emphysème, l'asthme, se trouvent
bien de la médication sulfureuse.

Devons-nous, comme certains l'ont prétendu, éviter
de donner des sulfureux aux malades atteints de
tuberculose des voies respiratoires? L'expérience a
démontré que ces malades en retiraient un certain
profit; dès qu'il s'agit du premier degré de la tuber-

culose, nous conseillons l'usage des sulfureux, qui, par leur action remontante combinée à l'action substitutive et résolutive, ne peuvent que favoriser la résorption de cet état inflammatoire qui se produit dans les régions atteintes. Il faudra, au surplus, surveiller attentivement la médication et ne conseiller que des doses très modérées. Nous avons ainsi vu des tuberculeux atteints d'inappétence recouvrer leurs forces, prendre de l'appétit, augmenter de poids, grâce à la propriété qu'ont nos eaux de favoriser l'assimilation.

Notre groupe du Pré, et surtout du Pré n° 1, a un pouvoir réellement électif et efficace dans ces formes chroniques des affections des voies respiratoires. De plus, nos sources Bordeu, Richard, Reine, Grotte, par leur dégagement spontané et abondant d'acide sulfhydrique, portent leur principe actif dans les bronches grâce à nos merveilleux appareils de humage.

Syphilis.

L'emploi des sulfureux dans la syphilis remonte à une époque très reculée, puisque Frascator en 1530, et plus tard Cabias, Plater, Borie, Th. et François Bordeu y eurent recours; c'est qu'en effet leur emploi a toujours été justifié par le succès. Nous les conseillons dès la période secondaire, car, à ce moment, elles peuvent empêcher la salivation, la diarrhée et tous les accidents mercuriels. Mais c'est surtout dans les cas de syphilis rebelles à toute action médicatrice, où les lésions se présentent avec un aspect d'une certaine gravité, que les sulfureux procurent des avantages réels. Nous conseillons un traitement mixte, c'est-à-dire l'emploi des eaux sulfureuses combiné avec celui de la médication mercurielle. Sous l'influence des eaux minérales, « le mercure, dit Constantin James, pourra être administré sans danger et même faire disparaître les lésions que son usage immodéré aurait causées, ces eaux possédant la propriété de faire disparaître les accidents dus à l'emploi du mercure. »

Nous n'attribuons aux sulfureux aucun pouvoir antisyphilitique; ils n'ont qu'une action, celle de relever les forces vitales, en donnant à l'économie la force nécessaire à rejeter au dehors l'état virulent.

En un mot, les eaux facilitent l'élimination mercurielle; c'est en vertu de cette propriété qu'administrées seules, elles arrivent à guérir certains individus qu'une absorption exagérée de mercure aura rendus cachectiques, surtout si le sujet est d'une constitution pauvre, s'il est d'un tempérament lymphatique ou scrofuleux. Le soufre agit alors à titre de médication reconstituante. Comme dans toute affection, nous consultons le tempérament de chaque malade, procédant avec prudence, s'il est anémique et lymphatique, surveillant sa tolérance pour le mercure, commençant par les sources les plus faibles, jusqu'à ce que, les forces étant revenues, nous puissions entreprendre une médication plus active.

Toutes les manifestations syphilitiques sont justiciables de nos eaux; nous comprenons dans ce cadre toutes les affections cutanées spécifiques.

Affections cutanées.

Les affections de la peau ne sont qu'un symptôme, qu'une manifestation d'un état diathésique, d'une maladie constitutionnelle. Elles se rattachent, en dehors de la syphilis déjà décrite, à l'arthritisme, à la scrofule et au parasitisme. Les scrofuleux sont très avantageusement traités par nos eaux sulfurées, soit par leur sulfure alcalin, soit par les sels alcalins qui se forment pendant l'exposition de l'eau du bain au contact de l'air.

Parmi ces dernières, l'eczéma à forme chronique

torpide, qui réclame une méthode substitutive, une forte révulsion, y trouve une médication sûre et puissante. L'urticaire, l'acné sont justiciables de nos eaux : celle-ci revêt toutefois plusieurs variétés chez lesquelles le résultat varie suivant l'influence diathésique. La guérison est prompte dans les formes d'acné ponctuée, miliaire, varioliforme; elle est plus lente dans les acnés inflammatoires, papuleuses ou pustuleuses, tuberculeuses.

En général, les résultats sont plus favorables dans les formes humides des affections cutanées que dans les formes sèches. Celles-ci sont généralement plus rebelles, notamment les formes papuleuses, lichénoïdes. Le psoriasis, rebelle en général à toute médication, n'obtient pas toujours de résultats très satisfaisants auprès de nos eaux.

Toutefois, une sulfuration prolongée arrive dans certains cas à améliorer cette affection. Nous avons obtenu la guérison d'un psoriasique auquel nous avons imposé un traitement thermal d'une durée de trois mois; revu l'année suivante, ce malade ne présentait plus de traces de plaques psoriasiques.

Affections scrofuleuses et lymphatiques.

Les diathèses scrofuleuse et lymphatique et les
affections nées sous l'influence de ces états constitu-
tionnels sont avantageusement modifiées par les eaux
sulfurées chez les personnes de tout âge, mais princi-
palement chez les enfants et les jeunes gens, à l'époque
où le tempérament subit les influences extérieures.
L'organisme en pleine évolution, avec sa tendance à
faire du tissu lymphoïde, a besoin de stimulants. Nos
eaux agissent sur l'état constitutionnel en stimulant et
régularisant les fonctions nutritives. Elles donnent un
coup de fouet à ces tempéraments mous, débiles, et
lorsque l'état général est amélioré, nous constatons la
disparition des adénites tuberculeuses, des otites sup-
purées et de l'ozène, symptômes manifestes d'un état
général très atteint.

États rhumatoïdes.

Les sulfureux peuvent être employés dans toutes les
formes du rhumatisme ; les succès que nous obtenons
auprès du rhumatisme simple, lorsque la période in-

flammatoire a disparu, ne sont pas spéciaux aux eaux sulfurées; il suffit de trouver dans l'eau du calorique et une balnéo-thérapie variée : aussi, cette forme de rhumatisme trouve-t-elle la guérison dans les établis·sements d'hydrothérapie. Mais, à côté de celle-ci, il existe des rhumatismes chroniques et les diverses variétés englobées sous ce nom qui dépendent d'une cause interne, inhérente à la constitution, au tempé-rament; il s'agit du rhumatisme diathésique, qui peut envahir tous les systèmes de l'organisme et se mani-fester sous des formes diverses, et dont nous présen-tons une simple énumération : rhumatisme articulaire chronique, progressif, forme classique du rhumatisme chronique, appelé aussi rhumatisme noueux, arthrite déformante, etc.; rhumatisme chronique partiel (Char-cot) ou *Morbus coxœ senilis;* rhumatisme d'Héber-den; rhumatisme fibreux (Jaccoud); rhumatisme mus·culaire; rhumatisme nerveux: sciatique, lumbago, né-vralgies, névrites; hydarthroses; synovites, engorge-ments périarticulaires.

Ce rhumatisme diathésique évolue dans un sens ou dans un autre, suivant le milieu et les conditions spé-ciales. Bouchard le classe parmi les maladies par ralentissement de la nutrition; d'autres en font des névrites ou des troubles trophiques réflexes. Le rhumatisme chronique, essentiellement polymorphe quant à ses variétés et ses localisations, n'est pas justiciable d'un traitement thermal toujours le même. Si tous les cas sont passibles de la médication thermale sulfurée, comme ils peuvent varier à l'infini, les indications sont elles-mêmes variables. Parmi les rhumatisants, il faut distinguer deux variétés : les lymphatiques et les névropathes. Aux premiers conviennent les sources fortes, excitantes; aux seconds, les sources sédatives, faiblement minéralisées. De toutes façons, le traitement doit être dirigé avec prudence dès le début, de façon à éviter la réapparition des accidents aigus. La source *Bordeu* donnée en bains produit des effets sédatifs dès le début du traitement et calme les poussées qu'aurait provoquées un traitement intempestif. Les sources *Richard ancienne* et *Richard nouvelle* en bains, combinées avec certaines sources prises en boisson et les douches chaudes et révulsives, achèvent la guérison du malade.

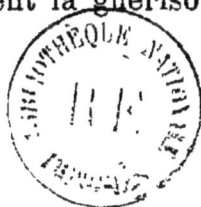

Bordeaux. — Impr. G. GOUNOUILHOU, rue Guiraude, 11.